MONTMORENCY

Voyage, Anecdotes

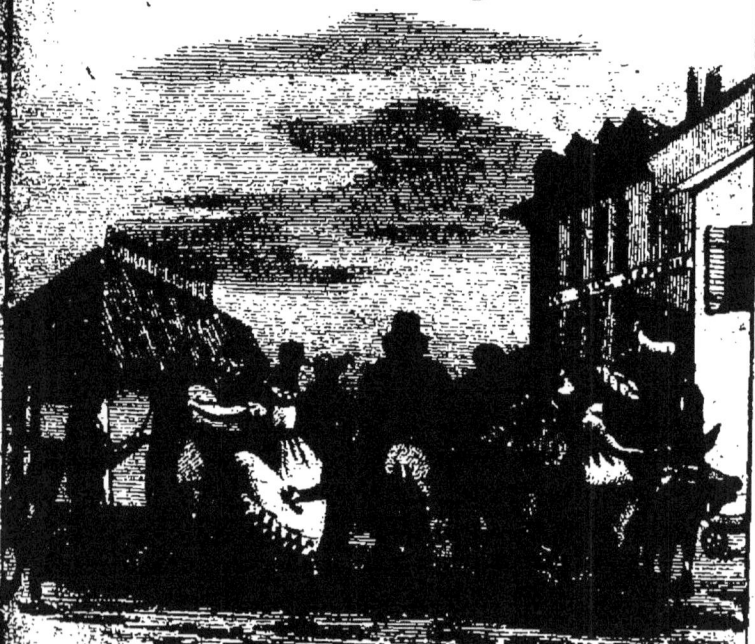

SE VEND

à Montmorency

MONTMORENCY.

VOYAGE, ANECDOTES.

IMPRIMERIE DE J. TASTU,

RUE DE VAUGIRARD, N° 36.

MONTMORENCY.

Voyage, Anecdotes.

> Ce lieu solitaire plutôt que sauvage me
> transportait, en idée, au bout du monde :
> il avait de ces beautés touchantes qu'on ne
> trouve guère auprès des villes ; et jamais ,
> en s'y trouvant transporté tout-à-coup, on
> n'eût pu croire être à quatre lieues de
> Paris.   (J.-J. ROUSSEAU, *Confessions*.)

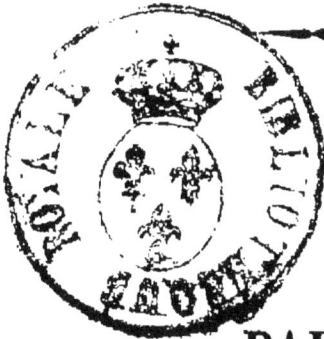

PARIS.

AUDOT, LIBRAIRE – ÉDITEUR,

RUE DES MAÇONS-SORBONNE, N° 11.

1823.

MONTMORENCY.

VOYAGE, ANECDOTES.

———

Lᴇ séjour de Jean-Jacques Rousseau dans un village à quatre lieues de Paris, a donné à ce village une grande célébrité. Il n'est point de Parisien, point d'habitant de nos provinces, point d'étranger amené dans notre capitale par l'intérêt des lettres, des arts, de la philosophie, ou même par une oisiveté ou une curiosité un peu généreuse, qui n'ait visité ou ne visitera ce vallon renommé. Long-temps ce point des environs de Paris a été confondu avec mille autres dont les ombrages et les sites pittoresques méritent presque tous l'admiration des voyageurs. Que l'anti-

quité de ce hameau remontât au temps
des Romains ; qu'il dût son nom au
prêteur *Morentius*, qui y commandait
une colonie, bâtit un château, et fit
appeler ce lieu élevé *Mons-Morentii* ;
qu'une riche culture et les plus belles
cerises que produit la France le re-
commandassent aux gourmands et aux
naturalistes de toutes les nations ; que
l'illustre famille qui porta d'abord le
nom de *Burchard* en ait fait sa résidence, après en avoir adopté le nom ;
puis que la confiscation ait arraché
cette terre aux *Montmorency* pour la
transmettre à la maison de Condé ;
aucune de ces circonstances n'avait eu
le crédit de tourner sur cette petite vallée les yeux de l'Europe avant l'année
1756.

Un écrivain, un seul homme, sans
famille, sans fortune, sans titre que
celui de *Citoyen* d'une des plus pe-

tites républiques du monde , y vient
cacher une existence consacrée à l'é-
tude , et le nom de Montmorency, protégé du nom de Rousseau, s'inscrit en
lettres ineffaçables sur la carte littéraire
du monde. Toutes les illustrations qui
s'attachaient à ce séjour sont vaincues
par celle de l'auteur du *Devin du village*. Toutes les pompes de la dignité
féodale sont effacées devant l'intérêt
qu'inspire « un apprentif greffier, gra-
veur , valet de chambre , séminariste ,
interprète d'un archimandrite , secré-
taire du cadastre , maître de musique ,
précepteur , et qui devait un jour ,
sans cesser d'être le jouet de la fortune , forcer les mères à remplir le
plus saint de leurs devoirs , apprendre
à l'homme à ne compter que sur son
travail et son industrie , se voir demander des lois pour une nation brave
et généreuse , donner à la morale un

charme inconnu, faire enfin une révo-
lution dans l'éducation, dans les mœurs,
dans les arts et dans la politique. »

Nous avons pensé que quelques détails topographiques , quelques notions
historiques , quelques faits curieux ,
des renseignemens nouveaux , et une
indication précise des objets dignes de
l'attention publique , composeraient ,
pour les nombreux voyageurs qui font
le pélerinage de Montmorency , une
sorte d'itinéraire instructif et commode. Nous nous faisons avec plaisir
le guide de ces pélerins qu'un sentiment
d'intérêt noble ou de gaieté décente conduira dans les détours de cette vallée.

Montmorency est deux fois consacré :
et par le souvenir de Rousseau , dont
l'ombre semble vous suivre encore aux
lieux qu'il a tant aimés , et par l'impression agréable que laissent à tous
ceux qui ont parcouru ces campagnes ,

les nombreuses parties de plaisir dont ils ont été acteurs ou témoins. Rousseau qui a fait la fortune de tant de libraires de son vivant et après sa mort , fait encore celle des traiteurs et des hôteliers dans le village de Montmorency , devenu une petite ville. L'influence de son nom fait même fleurir une foule d'industries subalternes dont nous parlerons tout à l'heure.

Montmorency est situé à quatre lieues nord-ouest de Paris. La route qui y conduit est celle de Calais. Allez , enfans de la fortune , parcourez en légers tilbury , ou dans un landau élégant, ce chemin que vous abrégeront de vigoureux coursiers. Pour nous, qui suivons l'allure des gens de lettres , des rentiers ou des artistes , il nous faut choisir entre la diligence de Brazier et les graves et solides *coucous* de Brador.

Brazier ne vous conduira que jusqu'à

Saint-Denis : il part de demi-heure en demi - heure de la maison n° 13 de la rue du Faubourg-Saint-Denis; mais au lieu même où il vous dépose pour 75 cent. , vous trouverez sans peine de petites voitures pour achever une route qu'il peut vous convenir aussi de faire à pied. Brador vous porte jusqu'à Mont-morency , pour une rétribution cons-tamment fixée à trente sous. Vous trou-verez tous les jours , avant dix heures du matin , ses voitures larges et com-modes dans la cour dite des *Petites-Écuries* (même rue du Faubourg-Saint-Denis , n° 67) , et cette cour qui sert de double passage , communique avec les rues d'Enghien et d'Hauteville. Là , soit que le patron lui-même vous serve de cocher , et vous le reconnaîtrez à sa figure pleine , à l'air calme , posé d'un cultivateur ; soit qu'il vous confie à ses lestes garçons , ou que madame Brador prenne elle-même les rênes de votre char, vous arriverez sans retard et sans accident. Madame Brador mérite d'être remarquée : elle a peut-être la franchise un peu brusque et la politesse un peu rude , mais elle a créé son utile établissement. Étant encore fille , elle eut l'idée de succéder au vieux voiturier qui avait commencé ce genre de commerce , dès l'époque où le nom de Rousseau attirait mille curieux dans son village. Elle a prospéré comme le méritent la probité , l'exactitude et le zèle ; elle s'est dotée elle-même , a apporté plusieurs *coucous* , dans son ménage, sans qu'il y ait matière à la moindre équivoque , et elle a pris les cerises de Montmorency pour épigraphe et pour armoiries de toutes ses voitures.

Au reste , que vous quittiez Paris en poste , à pied ou en célérifères , la porte qu'il vous faut franchir est cet arc de triomphe désigné sous le nom de *Porte Saint-Denis*, élevé à Louis XIV, après le passage du Rhin et la conquête de quarante villes et de trois provinces. Vous admirerez cet ouvrage de l'architecte Blondel et du sculpteur Augier ; il a été restauré, il y a peu d'années, par les soins de M. Céllerier. Le faubourg Saint-Denis, que vous suivez dans toute sa longueur, n'offre de remarquable que le triste aspect de la prison de Saint-Lazare, et le voisinage de la fameuse foire de Saint - Laurent. Saint - Lazare était originairement un couvent des Pères de la Mission ; mais il semble que le sort de ce triste monument fut toujours d'être un séjour de peines. Ces bons pères s'étaient volontairement constitués les geôliers de tous les enfans de bonnes maisons que leurs déportemens, le caprice des familles, ou l'autorité des lettres-de-ca-

chet conduisaient en prison. La foire
Saint-Laurent se tenait assez près de-
là , dans l'enceinte du terrain qui appartenait aux mêmes religieux; et tous
les profits de la location des places ,
bancs , échoppes et théâtres entraient
dans leurs saintes épargnes. La durée de
cette foire était une époque de scandale ;
car les plus viles professions et la pros-
titution même trouvaient accueil dans
un emplacement soumis à des rétribu-
tions énormes. Mais qui ne sait pas
que l'argent s'épure dans des mains sa-
crées , et qu'il n'est si sales contribu-
tions qui ne puissent s'ennoblir par
l'usage qu'on en sait faire? Demandez
plutôt , de nos jours , à messieurs tels
et tels.

Vous voici à l'extrémité de ce faubourg. Les dernières maisons qui tou-
chent la barrière, composaient, il n'y
a pas long-temps, un village séparé

qu'on appelait *la Chapelle*. C'est là
que sainte Geneviève, la patrone de
Paris , se reposait chaque matin en
allant de Nanterre à Saint-Denis entendre les matines. Si elle n'eût été
conduite que par des motifs humains ,
vous auriez peine à vous expliquer
pourquoi elle suivait si mal la route la
plus directe ; mais nous devons à ce
mystérieux caprice une chapelle de
plus, et j'ose à peine rappeler, après la
présence en ce lieu de la bergère qui
empêcha Attila de voir Paris en dé-
ployant son tablier , que le même lieu
fut la patrie d'un ami de Bachaumont,
ce *Chapelle* qui eut le mérite de rimer
et de boire sous les yeux de Boileau,
en méritant ses doubles éloges.

La plaine ennuyeuse et plate qu'il
vous faut parcourir pour arriver à Saint-
Denis ne manque point d'une certaine
fécondité. Cette terre calcaire qui vole

en poussière piquante sous les roues de mille voitures, au moindre vent de l'été, est assez favorable à la culture des légumes communs. A votre gauche s'élève Montmartre; à votre droite la butte Saint - Chaumont, si justement célèbre par la résistance qu'opposèrent en 1814, à l'armée russe, deux batteries servies par les élèves de l'École polytechnique. Aubervilliers se dessine devant vous, un peu vers l'est, par les points blancs de ses murailles et une plus riche étendue de verdure. Ses jardins ont été disputés pied à pied par une quarantaine de gardes nationaux combattant, le 1ᵉʳ juillet 1815, contre les soldats de Blücher, quatre fois repoussés de cette position. Nos braves avaient à leur tête MM. Tuton et Drouet, officiers dans les deuxième et troisième légions. Aubervilliers s'appelle aussi LES VERTUS, non pas à cause des actions que nous venons de rappeler, mais par l'efficace pouvoir d'une ancienne bonne-dame qui fit là beaucoup de miracles depuis le roi Philippe de Valois et la reine sa femme, jusqu'à nos jours, exclusivement. Louis XI, le premier roi à qui les courtisans aient donné le nom de MAJESTÉ, et les papes celui de Roi TRÈS-CHRÉTIEN, avait une dévotion toute particulière à la Notre-Dame des *Vertus*; c'était son image qu'il portait en miniature de plomb dans une des ailes ou cornes de son chapeau. C'était à elle qu'il avait coutume de demander pardon de ses volontés royales en disant : « Encore ce crime, petite bonne vierge, et je me confesserai après. »

J'aperçois Clignancourt sur votre gauche. Ses vignes, dévastées par les Prussiens en 1815, leur ont été funestes : et ce qu'il y a de remarquable, c'est qu'elles avaient déjà exercé une semblable vengeance sur les Bourguignons de 1475.

Saint-Ouen est le dernier village que vous découvriez à gauche, en approchant de Saint-Denis. Il fut autrefois la résidence du roi Dagobert ; et Louis XVIII s'y arrêta, en revenant d'Angleterre, pour y donner cette déclaration qui promettait à la nation française qu'une Charte lui serait octroyée.

Vous ne pouvez traverser Saint-Denis sans vous arrêter quelques momens. Saint Denis est un apôtre qui porta sa tête dans ses mains pendant une lieue et demie de chemin ; mais, ainsi que l'observait madame Dudeffant, à qui l'on racontait cette anecdote, *il n'y a que le premier pas qui coûte*. Il baisa même cette tête tranchée, ce qui est encore d'une explication assez difficile ;

2

mais au lieu où il lui plut de mourir, on
a bâti une église qui devait acquérir
dans la succession des siècles une haute
vénération.

Il y a des philosophes, gens mécréans
qui demandent en toutes choses l'autorité de l'histoire, ou de ce qu'ils appellent leur *bon sens*, qui vous diront
que cette légende est apocryphe. Que
Denis qui porte un des noms de Bacchus (*Dionysius*) pourrait bien n'être
qu'un personnage fantastique, une di-
vinité païenne dont le culte aurait été
christianisé ; une continuation de celui
du dieu du vin ; et voici comment ils
établissent leurs doutes : Ce Denis, dit
l'*Aréopagiste*, qui fut converti par saint
Paul, et envoyé d'Athènes pour prê-
cher dans la Gaule, mourut d'abord à
Athènes même, comme l'attestent ses
propres actes. D'autres actes de saint
Denis, qui parurent au huitième siècle,

donnent un démenti formel à la tradi-
tion rapportée par saint Grégoire. Ce
Denis meurt tantôt sur les bords de
la Seine, et tantôt sur les bords du
Rhin. Le pape Léon IX décide solen-
nellement, en 1048, que le corps de
saint Denis est dans l'église de Saint-
Emmeran de Ratisbonne, ce qui fait
déjà trois corps : et voilà qu'en 1215
un pape, Innocent II ou III, donne
aux moines de Saint-Denis, envoyés à
la cour pour s'expliquer sur cette af-
faire, un quatrième corps de leur patron avec une bulle qui leur disait :

« Il n'est pas certain que vous possédiez
» le corps de saint Denis *l'Aréopagiste*;
» recevez toujours celui-ci, afin qu'ayant
» les reliques de l'un et de l'autre,
» on ne puisse plus douter que celles de
» l'Aréopagiste ne soient chez vous. »

Dans une église du duché de Luxembourg, on vénérait encore une cinquième

tête du même saint. L'église de Long-
Pont, au diocèse de Soissons, en possédait une sixième. Et enfin le chapitre
de Notre-Dame de Paris mettait au rang
de ses reliques les plus précieuses la
tête de saint Denis l'*Aréopagiste*. L'au-
thenticité de cette dernière et septième
tête fut très-vivement contestée par les
moines de Saint-Denis. Des querelles ani-
mées et même accompagnées de voies de
fait , s'élevèrent entre cette abbaye et
cette cathédrale; elles commencèrent en
1191, et ne furent apaisées qu'en 1412,
par un arrêt du parlement (1).

Or, les philosophes, profitant de ces
espèces de contradictions qu'ils affectent
de ne puiser que dans des autorités ec-
clésiastiques, remarquent que l'épithète
de SAINT fut également attribuée à Denis

___

(1) Dulaure , Histoire physique , civile et morale de Paris.

et à Bacchus par les Gaulois; qu'un
poëte du quatorzième siècle a composé
une longue pièce de vers sur le dieu
des vendanges, intitulée *Le Martyre de*
SAINT *Bacchus*; que le culte de Bacchus
fut principalement en vigueur dans la
Gaule, vers l'an 286 de notre ère,
après que l'empereur Probus eut permis
à nos bons aïeux de replanter leurs vignes que Domitien avait fait arracher.
Et comme c'est à cette même époque
que les saines autorités de l'histoire
placent le culte de saint Denis; que
sept compagnons s'attachent aux pas
de l'un et de l'autre; que la fête
de saint Bacchus et celle de saint *Dio-*
nysius, ou Denis, sont fixées à la même
époque, ils en tirent leurs profanes
conséquences.

Nous, que de telles petitesses ne
peuvent arrêter, hâtons-nous de jeter
un coup-d'œil sur des monumens tant

de fois abattus, tant de fois relevés, et que les derniers travaux ont particulièrement rendus dignes de l'attention des voyageurs français. Allez donc, si les suisses vous le permettent, visiter la sacristie, l'église souterraine et le fameux maître-autel, encore décoré d'un étendard écarlate semé d'abeilles d'or, image à peu près fidèle de notre oriflamme perdue sous le règne de Charles VII. C'est dans ce temple que reposaient, auprès des rois de France, BARBAZAN, DUGUESCLIN et TURENNE. Si quelques misérables qui ont taché une noble cause, portèrent, en 1793, l'insulte et la profanation dans les tombeaux de Saint-Denis, maudissons leur mémoire et félicitons-nous en passant des soins qu'on a pris d'apaiser et d'honorer des mânes. Napoléon avait commencé cette entreprise : il a laissé dans ce sanctuaire les preuves éclatantes d'une munificence vraiment royale.

On ne trouve peut-être plus à Saint-Denis toutes les parties de ce fameux *trésor* que les bénédictins y conservaient : deux morceaux de la vraie croix, un clou de la passion, un os d'Isaïe, le bras de saint Benoît, une épaule de saint Jean, une dent de saint Pancrace.... (1). Mais on y admire des statues, des tableaux des meilleurs maîtres vivans, et les nouvelles dispositions d'architecture font beaucoup d'honneur à MM. Legrand, Cellerier et Debret, qui tour à tour sont venus consacrer leurs talens à cet édifice. La sacristie est décorée des dix tableaux suivans.

La Prédication de saint Denis, par M. Monsiau.

---

(1) Voyez l'Histoire de l'Abbaye de Saint-Denis, par le moine de Saint-Denis.

Dagobert ordonnant la construction de l'église de Saint-Denis, en 629, par M. Ménageot.

L'Institution de l'église de Saint-Denis, comme sépulture des rois, par M. Garnier.

La Dédicace de l'église de Saint-Denis, en présence de l'empereur Charles-Quint, par M. Meynier.

Saint Louis faisant placer dans le c'œur de l'église de Saint-Denis les cénotaphes qu'il avait fait ériger aux rois ses prédécesseurs, en 1264, par M. Landon.

Saint Louis recevant l'*oriflamme* à Saint-Denis, avant son départ pour la Terre-Sainte, par M. le Barbier aîné.

Philippe portant sur ses épaules les dépouilles mortelles de saint Louis son père, mort à Tunis, en 1270, par M. Guérin.

Charles-Quint venant visiter l'église

de Saint-Denis, dans laquelle il est reçu par François Ier, accompagné de ses deux fils et des seigneurs de sa cour, par M. Gros.

Le Couronnement de Marie de Médicis à Saint-Denis, par M. Monsiau. C'est une heureuse imitation de celui de Rubens, représentant le même sujet, et qu'on peut voir dans la galerie du palais de la Chambre des pairs.

Louis XVIII ordonnant la continuation des travaux de l'église de Saint-Denis, dont l'architecte lui présente le plan, et lui indique les changemens que l'on projette d'y faire, par M. Menjaud.

Avant la chute de Napoléon, c'était ce monarque qui était représenté dans une composition à peu près semblable.

Les statues nouvelles dont on a décoré cet édifice sont placées dans les entre-colonnemens, autour du caveau des Bourbons. Elles faisaient auparavant partie de la décoration intérieure de la chapelle sépulcrale, bâtie sur les dessins de M. Legrand, pour la sépulture des empereurs de la dynastie Napoléon. Elles sont au nombre de six, et disposées de la manière suivante :

Charlemagne, exécuté en marbre, par M. Gros ;

Louis - le - Débonnaire, par M. Bridan ;

Charles - le - Chauve, par M. Foucon ;

Louis-le-Bègue, par M. Deseine ;

Charles-le-Gros, par M. Gaule ;

Louis-d'Outremer, par M. Dumont.

Ces cinq dernières statues sont en pierre. Nous ne pouvons expliquer pourquoi on a ainsi placé, dans le caveau de sépulture des Bourbons, ces six monarques, qui appartiennent tous à la seconde race. Il semble qu'il eût été plus convenable d'y disposer les statues des rois de la troisième race, celle des Capets, dont les Bourbons sont la dernière branche régnante.

Avant que de sortir de cette petite ville de Saint-Denis, chef-lieu d'une sous-préfecture, portez vos regards sur le canal qui joint la Seine à la rivière de l'Ourcq; puis sur la maison instituée pour les orphelines de la Légion-d'Honneur; puis sur quelques manufactures de toiles peintes, et enfin sur les riches et nombreux moulins que fait tourner le seul petit ruisseau de la *Crould*.

Si quelque appétit vous survenait, vous trouveriez sur votre chemin l'hôtel du Grand-Cerf, fort renommé pour une espèce particulière de pâtisserie, appelée *Talmouses*. Madame Dutocq, qui vient de céder cette maison à ma-

dame **Auguste**, laisse de précieux souvenirs aux voyageurs gastronomes. Es-
pérons que son successeur ne restera
point au-dessous de la réputation dont
elle hérite. Reprenons maintenant la
route de Montmorency, en passant devant la caserne de la garde-royale.

Deux voies également larges et plan-
tées d'ormes se présentent à vous : celle
qui se prolonge un peu à droite conduit au village de *Pierre-Fitte*; celle
qui tourne brusquement à gauche, conduit à *la Barre*, et de-là à Montmorency : c'est la vôtre. Le château de la
Briche, bâti par Gabrielle d'Estrées,
se découvre déjà sur la gauche. Bientôt, devant une auberge du *Vert-Ga-*
lant, vous reprendrez la droite, car le
chemin qui se continue en ligne directe
vous mènerait à *Épinay*, en passant
près du parc de M. de Sommariva. Voilà
Villetaneuse, à la droite, *Deuil* dans

un éloignement un peu plus marqué; et déjà au-dessus, toujours à droite et vers l'horizon, la flèche aiguë du clocher de Montmorency, qui ne semble pas d'abord s'élever dans la direction du chemin que vous suivez. Voyez-la s'élancer dans l'azur du ciel, et se détacher à sa base, sur des masses de forêts qui, suivant les mouvemens du terrain que vous allez parcourir, serviront successivement de couronne et de ceinture à ce joli coteau qu'il vous faudra gravir.

La Barre que vous voyez devant vous, dernier village qui vous reste à traverser, n'a rien de remarquable que le souvenir d'une anecdote racontée par Rousseau, et que nous rappellerons au retour, dans une circonstance où elle aura plus d'intérêt. Ce petit château dont les murs blancs se dessinent à droite, appartient à un marchand d'aiguilles; et ce long jardin qu'il vous

3

faut côtoyer, au sortir de la Barre, est
celui de M. Leroux, banquier à Paris.

La *Chevrette* est là, à peu de dis-
tance. Vous regretterez que les dispositions du paysage vous empêchent de
mieux découvrir l'emplacement du château qui fut le séjour de cette madame d'Épinay, tour à tour l'amie et
l'ennemie de Rousseau; auteur de si
étranges Mémoires, et que nous allons
voir tantôt recueillir et tantôt repous-
ser notre héros. Elle vivra dans la mémoire des lecteurs par le portrait que
Rousseau en a laissé : « Sa conversation,
dit-il, quoique assez agréable en cercle,
était aride en particulier. J'étais fort
aise de lui rendre de petits soins, de
lui donner de petits baisers bien frater-
nels, qui ne me paraissaient pas plus
sensuels pour elle : c'était là tout. Elle
était fort blanche, fort maigre; de la
gorge comme sur ma main. Ce défaut

seul eût suffi pour me glacer : jamais
mon cœur ni mes sens n'ont su trouver
une femme dans quelqu'un qui n'eut
pas de tetons; et d'autres causes, dont
il est inutile de parler ici, m'ont toujours fait oublier son sexe auprès d'elle. »

Maintenant que nous approchons du
terme de cette route, et avant de descendre au pied des murs du parc de
Montmorency pour remonter la pente
assez rude qui conduit au village élevé
en amphithéâtre, arrêtons-nous à con-
sidérer un moment l'horizon qui va se
découvrir. C'est un panorama riche et va-
rié, où se déploiera à nos yeux toute la vallée à qui nous venons rendre hommage.

Une belle ligne de coteaux bleuâtres
qui se dégradent par d'heureux accidens de lumière des moulins placés
sur deux cimes inégales de hauteur, et
un lac étendu au fond du vallon, où
des prairies viennent toucher la lisière

des bois : voilà les beautés qui donnent
à ce site un caractère, qui n'appartient
qu'à lui seul.

Soisy, dernière retraite du vieux maréchal de Valmy, est le premier hameau qui se fasse remarquer à la droite.
Plus loin, en promenant les yeux dans
le demi-cercle de l'horizon, *Andilly*
élève quelques-uns de ses toits à travers
la forêt qui commence là à prendre le
nom de Montmorency. Voilà *Eau-
Bonny*, cher à l'amant de madame
d'Houdetot, où les mains républicaines
de Franklin ont planté un chêne en
l'honneur de la liberté en France. *Saint-
Prix*, qui vit s'accomplir les savantes
recherches de Ginguenée sur la littéra-
ture italienne, est placé non loin de Saint-
Leu, où Louis Bonaparte, qui avait
porté le sceptre de la Hollande, a laissé des vers touchans dans un cimetière.
Franconville, que vous apercevez peut-

être, là-bas, dans des vapeurs un peu incertaines, est consacré par les noms de Tressan et de Cassini. Les moulins de *Sanois* vous cachent *Argenteuil*, où Héloïse « s'arrêta quelques jours avant d'aller mourir d'amour au Paraclet; » et enfin sur les rives de l'étang, et de l'autre côté de ces quatre pavillons neufs auxquels nous aurons l'occasion de revenir, se dessine le petit village de Saint-Gratien. Voilà ce château habité aujourd'hui par M. de Luçay, où mourut, à 74 ans, Catinat.

Ce nom seul de Catinat rappelle la vertu et la gloire. Comment détacher ses regards de cette humble église où dort le vainqueur de Marsaille? Vieux guerrier, tu sus obéir à Villeroi, tant l'amour de la patrie était le premier sentiment de ton cœur! Philosophe, les ordres de Louvois et les bassesses de la cour n'ont pu te dégoûter

de servir la France! Idole de tes soldats, qui te nommaient le père *la Pen-
sée*, c'est donc toi qui disais dans un
jour de péril, à des officiers dignes de
t'entendre : « *La mort est devant nous,
mais la honte est derrière.* »

Il est temps d'entrer à Montmorency.
C'est presque au pied de cette rue tor-
tueuse et un peu avant l'abreuvoir placé à votre gauche, que s'ouvre, vis-à-
vis, dans les murs de l'ancien parc,
la petite porte secrète par laquelle nous
verrons s'échapper Rousseau. Il fuyait
la France et la Bastille; il était coupable
d'avoir composé l'Émile.

Ce chemin, qui tourne pour adoucir
la pente, et qui fait subir ses sinuo-
sités aux murs des habitations, à
peu près comme la route qui a donné
à un autre village des environs de Paris le nom de *Courbevoie*, vous conduira vers l'église. Sur le plateau de

l'un des péristyles , la vallée vous offrira encore de rians aspects. Cette église est un petit chef-d'œuvre du genre gothique : elle fut bâtie ou plutôt rebâtie au seizième siècle par Guillaume de Montmorency, chambellan de Charles VIII. Sa grandeur et sa richesse sont plus imposantes que ne semble l'expliquer l'étendue d'une paroisse qui n'eut jamais une grande population.

On raconte que le roi Robert, voulant délivrer les moines de Saint-Denis des persécutions que leur faisait subir la famille *Bouchard* ou *Burchard*, donna, en 998 , à *Burchard-le-Barbu* sa forteresse de Montmorency, en échange de celle qu'il possédait dans l'île Saint-Denis. Ce fut l'époque où cette ancienne maison de guerriers prit le nom de MONTMORENCY. Ce fief fut érigé en duché-pairie vers 1551 , et resta possédé par les descendans des Burchards jus-

qu'en 1632 , où Henri II , duc de Montmorency , fut décapité par les ordres du
cardinal de Richelieu. Louis XIII donna
cette terre confisquée au prince de
Condé , duc de Bourbon. Louis XIV
changea le nom de Montmorency en
celui d'*Enghien*, et Louis XVIII a
confirmé les lettres-patentes qui subs-
tituent cette dénomination à la première. La Convention aussi , sur la demande des habitans de Montmorency ,
avait voulu donner à ce lieu le nom
d'*Émile* ; mais en dépit de tant d'ap-
pellations diverses , le peuple s'obstine
à nommer cette petite ville Montmorency , ou plutôt *Mémorency*, par je
ne sais quelle règle d'euphonie particulière.

Le chemin que nous avons suivi pour
monter n'est pas celui que nous con-
seillons de prendre aux voyageurs en
voitures. Bien qu'il soit le mieux pavé

et le plus frayé, ils en trouveront un autre plus doux à l'angle même des premiers murs qui s'offrent à leur arrivée ; et en montant vers la droite, ils tourneront le village pour descendre sur la place par un sentier facile.

Mais cette place est déjà occupée par une foule nombreuse et turbulente. Voyez-vous ces groupes animés de voyageurs qui se croisent, arrivent, descendent, s'élancent vers la vallée ou rentrent dans le village avec de grands bruits. Chaque société inconnue à l'autre, s'occupe d'elle exclusivement à ce rendez-vous de plaisir. Ce jeune homme saute à bas d'un cheval anglais ; ce financier se traîne hors de sa berline ; une femme parée, couverte de plumes et de cachemires, franchit, sans le toucher, le marche-pied de sa calèche, l'artiste essuie de son mouchoir ses souliers poudreux,

tandis qu'il arrive au galop désuni une
cavalcade de commis marchands, sur des
rosses de louage ; et qu'un peu à l'écart,
s'arrête le cabriolet de remise, qui contient un couple étonné de son bonheur
et de sa liberté. Qui ne reconnaîtrait les
professions, les goûts, les habitudes de
chaque promeneur à l'expression fran-
che et sans gêne que prend chacun
d'eux sur cette place de village où nulle
étiquette ne préside, où l'égalité du
plaisir a confondu toutes les fortunes ?

La riche marchande de la rue Saint-
Denis étale l'orgueil de quelques dia-
mans singulièrement assortis à cette
scène champêtre. Voyez se trahir, à
l'affectation de la modestie, la lingère
de la rue Vivienne, et tandis que les
courtisannes, éblouissantes de parure,
essaient de se donner l'air de Comtesses
polonaises ou de femmes de ces tristes
Lords qui demandent avant tout l'*Au-*

berge, si quelque femme, simplement vêtue, demi-cachée sous son chapeau de paille et un voile vert, se dérobe rapidement à la cohue, suivie de ses silencieux compagnons, c'est un transfuge de la bonne compagnie.

Mais à travers un triple rang d'équipages, parmi les paniers de cerises, et devant cette halle, qui sert parfois de refuge à toute la population glapissante des petits garçons du pays, sont rangés des bataillons d'ânes, compagnons obligés de vos promenades, et conducteurs malins ou bénévoles de toutes les beautés peureuses qui, de mémoire d'homme, ont montré leurs jarretières sur la place de Montmorency. Bientôt des milliers de petits garçons viendront vous offrir leurs bruyans services, et mettre votre bourse et votre patience à toutes sortes d'épreuves. Il convient d'entrer d'abord à l'hôtel du CHEVAL-BLANC, et de vous

assurer, avant la promenade, d'un dîner que l'appétit de vos courses vous
rendra délicieux, quand même le savoir-
faire de M. Leduc ne l'assaisonnerait
pas. Mais M. Leduc, de Montmorency,
dont la probité, le zèle et les talens
sont justement célèbres par le long exer-
cice d'une profession toute libérale,
mérite votre confiance absolue. C'est cet
homme encore jeune, la figure ouverte
et agréable, les sourcils noirs, le tablier
blanc, le casque à mèche et le couteau
d'office au côté, qui vient déjà au-de-
vant de vous avec des manières hospi-
talières. Son chef de cuisine, maître
Yot, est un ancien serviteur, garçon
de mérite; sa servante *Claire*, coiffée
du bonnet à la paysanne, les joues ro-
sées, les allures vives, secondera au
mieux votre impatience; et enfin rap-
portez-vous pleinement, pour surveiller
l'ordre de cette maison et pourvoir à tout

ce que désireront les convives, à la mai-
tresse même du logis, madame Leduc,
jolie femme, discrète et polie.

Regardez un peu l'enseigne de son
auberge, et dites-moi si beaucoup de
tableaux étalés pompeusement aux dernières expositions du Louvre valaient les
deux chevaux blancs que vous apercevez. On raconte que le père de votre
hôte d'aujourd'hui, homme simple et
estimable, qui a fondé cette excellente
auberge, apprenant qu'il possédait chez
lui un peintre que quelques études du
paysage, ou quelques journées de plaisir y avaient retenu, résolut de lui demander une enseigne. Il imagina que
rien n'était plus naturel et plus juste
que de faire gagner la vie à un artiste
avec qui il gagnait la sienne. Il alla
franchement lui proposer de lui donner
ce qu'il appelait la préférence. Or ce
peintre était l'auteur de *Psyché* et de

4

Bélisaire, Gérard, l'homme le plus spi-
rituel de son temps, et il accueillit cette
proposition avec la cordialité que donne
un talent supérieur. Le cheval achevé,
le grand peintre fut prié d'en détermi-
ner le prix, et il eut beau s'excuser sur
ce qu'il était payé d'avance par les bons
soins qu'on avait toujours eus de lui
dans cette maison; sur ce qu'en vérité il
connaissait peu le prix de ce genre de
travail, le père Leduc insista tant qu'il
fallut ou le désobliger, ou consentir à
être au moins régalé dans un dîner où
le peintre inviterait quelques-uns de ses
amis. Ces amis étaient des peintres; le
joyeux Isabey était à leur tête. Il voulut aussi concourir à achalander l'auberge du Cheval-Blanc, et il a peint l'autre côté de cette enseigne.

Toutefois les chefs-d'œuvre, surtout
les chefs-d'œuvre en plein vent, s'effa-
cent. Le tableau des deux amis s'était

altéré, et il y a deux ans que Gérard
consentit de nouveau à retracer, de sa
propre main, ces beaux coursiers qui
vivront désormais dans votre souvenir.

Maintenant occupons-nous des ânes;
et si vous m'en voulez croire, afin
d'éviter toute criaillerie et toute len-
teur, allons nous adresser directement à
M. Mérard, honnête marchand, dont la
boutique voisine s'ouvre à gauche de la
rue qui monte en face du Cheval-Blanc.
M. Mérard est cet épicier blond, que
vous trouverez peut-être lui-même sur
la place, tenant en main la bride d'une
ou deux montures. Il a entrepris en
grand ce genre de commerce; et soit
que vous traitiez avec lui ou avec sa
femme, grosse et fraîche maman, ou
avec sa fille qui a un air modeste et un
tablier noir, on vous arrangera conve-
nablement. Toutes ces selles à l'an-
glaise pour les jeunes cavalières, à la

française pour les papas, à la fermière pour les grand'mamans, appartiennent à M. Mérard. C'est lui qui loue aux paysans des environs les ânes qu'il vous confie pour une course ; et le prix de chacun d'eux est ordinairement fixé à quarante sous.

Allons, Madame, vous voilà affermie sur votre Bucéphale ; prenons ce sentier de l'Ermitage. C'est le principal but de notre excursion, et confiez-vous plutôt à moi qu'à ces francs étourdis qui vous mèneraient *dans les bosquets* plutôt qu'à la maison du philosophe. Vous êtes la plus jolie de la fête, et je vous servirai de guide et même de guide-âne. Venez, je vous mènerai par les routes les plus douces ; je connais les chemins ombragés qu'il faudra suivre afin de ménager votre teint, et je ne vous égarerai que si vous le voulez.

Vous m le voulez pas? Ne vous effa-

rouchez point, Madame, et n'allez pas
surtout me faire manquer d'autres affaires à moitié conclues. Car aujourd'hui
votre serviteur, demain j'ai l'ambition
d'exciter votre envie ; et si je parviens
à vous plaire dans le cours d'un si ra-
pide voyage, mon libraire, qui par ha-
sard se trouve ami d'un auteur, m'a promis un cheval qui sera digne de caraco-
ler devant vous.

Venez donc. Voilà le sentier qui
conduirait dans les bois d'Andilly, si
nous ne tournions sur la droite à l'angle de cette chétive fontaine où tout
Montmorency vient s'abreuver. Ce coteau couvert de bois vous cache Saint-
Brice, Sarcelles, Écouen, Villiers-le-
Bel. Toute cette contrée, qui devient
solitaire, s'ombrage de châtaigniers, de
peupliers, de cerisiers chargés de fruits.
Nous approchons du sanctuaire consacré à Jean-Jacques ; vous le sentiriez,

Madame, aux battemens de votre cœur,
si vous aviez lu la *Nouvelle Héloïse !*
Tous ces bâtimens, nouvellement cons-
truits autour de l'Hermitage , ôtent à
cette solitude (fondée originairement
par un anachorète nommé *Leroi*) quelque chose du recueillement qui devrait
l'entourer. Mais nous devons rendre
justice au bon goût du comte Mozenski,
qui a élevé ce pavillon ; à madame Ber-
thould, qui a embelli ce *chalet*, pos-
sédés aujourd'hui , l'un et l'autre, par
M. Aignan , le traducteur d'Homère,
l'auteur de *Brunehaut.*

Voilà le lieu de la danse. C'est ici le
rendez-vous des amours de toute la contrée ; ces beaux châtaigniers ont déjà
protégé mille plaisirs ; et enfin cette
maison à un seul étage avec son pavillon en retour que vous voyez s'élever
seule en face de vous , c'est l'Ermitage.
Humble retraite , elle a été prodigieuse-

ment changée depuis qu'elle fut habitée par Rousseau. Elle est assez malheureusement embellie ; mais on y conserve encore quelques meubles qui ont servi à un grand homme. Arrêtons-nous là, Madame, quelques momens.

Ce fut le 9 avril de l'année 1756 que J.-J. Rousseau vint prendre possession de cette demeure. Il était déjà célèbre. Et bien que ses plus beaux ouvrages, l'ÉMILE, et l'HÉLOÏSE, ne fussent point encore composés, il avait occupé l'admiration de l'Europe. Il avait publié son fameux Paradoxe sur la question de savoir : *Si le progrès des sciences et des arts a contribué à corrompre ou à épurer les mœurs.* Les philosophes le connaissaient par son discours *sur l'Origine de l'inégalité parmi les hommes ;* les artistes par son *Dictionnaire de Musique,* les gens du monde par la représentation du *Devin du Village.*

Il avait déjà épousé *Thérèse*. Il en avait eu plusieurs enfans. Il venait de quitter la maison de M. Dupin de Franceuil, et de renoncer aux émolumens d'une petite place de caissier, pour vivre des produits de sa patience à copier de la musique. Déjà il avait retiré de sa connaissance du grand monde et de son commerce avec les gens de cour et les gens de lettres, un profond dégoût de la société, et un plus vif amour de la solitude, pour laquelle il était né.

« Quoique depuis quelques années, dit-il, j'allasse assez fréquemment à la campagne, c'était presque sans la goûter ; et ces voyages, toujours faits avec des gens à prétention , toujours gâtés par la gêne , ne faisaient qu'aiguiser en moi le goût des plaisirs rustiques, dont je n'entrevoyais de plus en plus l'image que pour mieux sentir leur privation. J'étais si ennuyé de sa-

lons , de jets-d'eau, de bosquets, de
parterres et des plus ennuyeux mon-
treurs de tout cela ; j'étais si excédé de
brochures , de clavecins, de tri , de
nœuds, de sots bons mots, de fades mi-
nauderies , de petits conteurs et de
grands soupers , que quand je lorgnais
du coin de l'œil un simple pauvre buis-
son d'épines, une grange, une haie, un
pré ; quand je humais , en traversant
un hameau, la vapeur d'une bonne ome-
lette au cerfeuil ; quand j'entendais de
loin le rustique refrain de la chanson
des bisquières, je donnais au diable et
le rouge, et les falbalas, et l'ambre ; et,
regrettant le dîner de la ménagère et le
vin du cru, j'aurais de bon cœur paumé
la gueule à M. le chef et à M. le maître
qui me faisaient dîner à l'heure où je
soupe , souper à l'heure où je dors ;
mais surtout à MM. les laquais qui dé-
voraient des yeux mes morceaux, et,

sous peine de mourir de soif, me ven-
daient le vin drogué de leur maître dix
fois plus cher que je n'en aurais payé
de meilleur au cabaret. »

Le vallon de Montmorency l'avait
frappé depuis long-temps par les agré-
mens du site et par sa douce solitude.
Les soins d'une amitié ingénieuse le
décidèrent à habiter ce pays , au moment même où il se proposait de retour-
ner fixer son séjour à Genève. Voici
comme il raconte ces détails :

« M. d'Épinay, voulant ajouter une
aile qui manquait à son château de la
Chevrette, faisait une dépense immense
pour l'achever. Étant allé voir un jour
avec madame d'Épinay ces ouvrages, de
sa maison d'Épinay où nous étions alors,
nous poussâmes notre promenade un
quart de lieue plus loin jusqu'au réser-
voir des eaux du parc qui touchait la
forêt de Montmorency, et où était un

joli potager avec une très-petite loge fort délabrée qu'on appelait l'ERMI-TAGE. Ce lieu solitaire et très-agréable m'avait frappé, quand je le vis pour la première fois avant mon voyage de Genève. Il m'était échappé de dire dans mon transport : Ah ! Madame, quelle habitation délicieuse ! voilà un asile tout fait pour moi. Madame d'Épinay ne releva pas beaucoup mon discours ; mais, à ce second voyage, je fus tout surpris de trouver, au lieu de la vieille masure, une petite maison presque entièrement neuve, fort bien distribuée et très-logeable pour un petit ménage de trois personnes. Madame d'Épinay avait fait faire cet ouvrage en silence et à peu de frais, en détachant quelques matériaux et quelques ouvriers de ceux du château. A ce second voyage, elle me dit en voyant ma surprise : Mon ours, voilà votre asile ; c'est vous qui l'avez

choisi, c'est l'amitié qui vous l'offre ;
j'espère qu'elle vous ôtera la cruelle
idée de vous éloigner de moi.

» Je ne crois pas d'avoir été de mes
jours plus vivement, plus délicieuse-
ment ému ; je mouillai de pleurs la
main bienfaisante de mon amie, et, si
je ne fus pas vaincu dès cet instant
même, je fus extrêmement ébranlé.
Madame d'Épinay devint si pressante ,
employa tant de moyens , tant de gens
pour me circonvenir , qu'enfin elle
triompha de mes résolutions, et renon-
çant au séjour de ma patrie, je promis
d'habiter L'ERMITAGE. »

Qu'aurions-nous de mieux à faire
pour intéresser nos lecteurs que de laisser ainsi parler Rousseau, toutes les fois
que son récit pourra éclairer les notions
que nous cherchons à donner ? Sans
doute on nous saura gré de reproduire
quelques-unes des belles et naïves pages

de cet ouvrage unique, qu'il a appelé ses *Confessions?*

« L'impatience d'habiter la campagne ne me permit pas d'attendre le retour de la belle saison, et sitôt que mon logement fut prêt, je me hâtai de m'y rendre, aux grandes huées de la coterie Holbachique, qui prédisait hautement que je ne supporterais pas trois mois de solitude, et qu'on me verrait dans peu revenir avec ma courte honte vivre comme eux à Paris. Pour moi qui, depuis quinze ans hors de mon élément, me voyais près d'y rentrer, je ne faisais pas même attention à leurs plaisanteries. Depuis que je m'étais, malgré moi, jeté dans le monde, je n'avais cessé de regretter mes chères Charmettes et la douce vie que j'y avais menée. Je me sentais fait pour la campagne et la retraite; il m'était impossible de vivre heureux ailleurs. A Venise,

5

dans le train des affaires publiques,
dans la dignité d'une espèce de représentation, dans l'orgueil des projets d'a-
vancement; à Paris, dans le tourbillon
de la grande société, dans la sensualité
des soupers, dans l'éclat des spectacles,
dans la fumée de la gloriole; toujours
mes bosquets, mes ruisseaux, mes promenades solitaires, venaient, par leur
souvenir, me distraire, me contrister,
m'arracher des soupirs et des désirs.
Tous les travaux auxquels j'avais pu
m'assujettir, tous les projets d'ambition
qui, par accès, avaient animé mon zèle,
n'avaient d'autre but que d'arriver un
jour à ces bienheureux loisirs champêtres, auxquels en ce moment je me
flattais de toucher.

. . . .

» Madame d'Épinay vint nous prendre
tous trois dans son carrosse * : son

* Lui, Thérèse et madame Levasseur, mère de
Thérèse.

fermier vint charger mon petit bagage,
et je fus installé dès le même jour. Je
trouvai ma petite retraite arrangée et
meublée simplement, mais proprement
et même avec goût. La main qui avait
donné ses soins à cet ameublement le
rendait à mes yeux d'un prix inestima-
ble, et je trouvais délicieux d'être l'hôte
de mon amie, dans une maison de mon
choix qu'elle avait faite exprès pour
moi

» Quoiqu'il fît froid et qu'il y eût même encore de la neige, la terre com-
mençait à végéter; on voyait des vio-
lettes et des primevères; les bourgeons
des arbres commençaient à poindre, et
la nuit même de mon arrivée fut mar-
quée par le premier chant du rossignol,
qui se fit entendre presque à ma fe-
nêtre dans un bois qui touchait la maison. Après un léger sommeil, oubliant
à mon réveil ma transplantation, je me

croyais encore dans la rue Grenelle,
quand tout-à-coup ce ramage me fit
tressaillir., et je m'écriai dans mon
transport : Enfin tous mes vœux sont
accomplis ! Mon premier soin fut de me
livrer à la délicieuse impression des objets champêtres dont j'étais entouré. Au
lieu de commencer à m'arranger dans
mon logement, je commençai par m'arranger pour mes promenades, et il n'y
eut pas un sentier, pas un taillis, pas
un bosquet, pas un réduit autour de
ma demeure, que je n'eusse parcouru
dès le lendemain. Plus j'examinais cette
charmante retraite, plus je la sentais
faite pour moi. Ce lieu solitaire plutôt
que sauvage me transportait en idée au
bout du monde : il y avait de ces beautés touchantes qu'on ne trouve guère
auprès des villes ; et jamais, en s'y trou-
vant transporté tout-à-coup, on n'eût
pu croire être à quatre lieues de Paris.

» Après quelques jours livrés à mon délire champêtre, je songeai à ranger mes paperasses et à régler mes occupations. Je destinai, comme j'avais toujours fait, mes matinées à la copie, et mes après-dînées à la promenade, muni de mon petit livre blanc et de mon crayon : car n'ayant jamais pu écrire et penser à mon aise que *sub dio*, je n'étais pas tenté de changer de méthode, et je comptais bien que la forêt de Montmorency, qui était presque à ma porte, serait désormais mon cabinet de travail. J'avais plusieurs écrits commencés ; j'en fis la revue. J'étais assez magnifique en projets, mais, dans les tracas de la ville, l'exécution jusqu'alors avait marché lentement. J'y comptais mettre un peu plus de diligence quand j'aurais moins de distraction. Je croyais avoir assez bien rempli mon attente ; et, pour un homme souvent ma-

lade, souvent à la Chevrette, chez madame d'Épinay, plus souvent importuné
c ez moi de curieux désœuvrés, et toujours occupé la moitié de la journée à
la copie, qu'on compte et mesure les
écrits que j'ai faits pendant les six ans
que j'ai passés tant à l'*Ermitage* qu'à
Montmorency, et l'on trouvera, je
m'assure, que si j'ai perdu mon temps,
ce n'a pas été du moins dans l'oisiveté. »

C'est à l'*Ermitage* en effet que
Rousseau conçut le plan de deux chefs-
d'œuvre ; il les exécuta dans un autre
asile qu'il fut bientôt réduit à chercher ; mais toujours dans cette vallée,
qu'il a rendue immortelle. Nous vou-
lons parler de l'*Émile* et de la *Nouvelle
Héloïse*, pour laquelle le titre banal
de roman serait une injure, si on ne
le donnait aussi aux compositions des
Richardson, des Fielding, des Staël et

de quelques écrivains dignes d'hommages, de respect et d'admiration. Là, la vertu ne succombe que pour s'élever ; et le repentir est peut-être plus moral et plus touchant que l'innocence.

Écrire les amours de *Julie d'Étanges*, ne fut pas, au reste, une spéculation de son esprit, mais devint un besoin de son cœur. Il obéit à un profond sentiment, et c'était à l'*Ermitage* que l'attendait cette passion *qui eut des suites mémorables et terribles*. « *C'était* » *cette fois de l'amour, et l'amour dans* » *toute son énergie et dans toutes ses* » *fureurs.* »

L'objet du délire éloquent à qui nous devons les plus belles lettres de *Saint-Preux*, était madame d'Houdetot. C'était l'amie et la belle-sœur de madame d'Épinay. Laissons Rousseau nous parler d'elle.

« Ses liaisons avec M. de Saint-Lam-

bert me la rendirent encore plus inté-
ressante; c'était pour m'apporter des
nouvelles de cet ami, qui, pour lors,
était, je crois, à Mahon, qu'elle vint
me voir à l'Ermitage. Cette visite eut
un peu l'air d'un début de roman. Elle
s'égara dans la route. Son cocher, quit-
tant le chemin qui tournait, voulut
traverser en droiture du moulin de
Clairvaux à l'Ermitage : son carrosse
s'embourba au fond du vallon ; elle voulut descendre et faire le reste du trajet
à pied. Sa mignonne chaussure fut bientôt percée ; elle enfonçait dans la crotte,
ses gens eurent toute la peine du monde
à la dégager, et enfin elle arriva à l'Ermitage, en bottes, et perçant l'air d'éclats
de rire auxquels je mêlai les miens en la
voyant arriver.

. . . .

» Madame la comtesse d'Houdetot
approchait de la trentaine, et n'était

point belle : son visage était marqué de
la petite vérole, son teint manquait de
finesse, elle avait la vue basse et les
yeux un peu ronds ; mais elle avait l'air
jeune avec tout cela, et sa physiouomie,
à la fois vive et douce, était caressante.
Elle avait une forêt de grands cheveux
noirs naturellement bouclés qui lui
descendaient au jarret ; sa taille était
mignonne, et elle mettait dans tous ses
mouvemens de la gaucherie et de la
grâce tout à la fois. Elle avait l'esprit
très-naturel et très-agréable ; la gaieté,
l'étourderie et la naïveté s'y mariaient
très-heureusement ; elle abondait en
saillies charmantes qu'elle ne recher-
chait point, et qui lui venaient quelquefois malgré elle. Elle avait plusieurs
talens. agréables, jouait du clavecin,
dansait bien, faisait d'assez jolis vers.
Pour son caractère, il était angélique ;
la douceur d'ame en faisait le fond ; mais,

hors la prudence et la force, il rassemblait toutes les vertus.

» Elle savait que j'étais instruit de ses liaisons avec Saint-Lambert ; et, pouvant me parler de lui sans gêne, il était naturel qu'elle se plût avec moi. Elle vint, je la vis ; j'étais ivre d'amour sans objet ; cette ivresse fascina mes yeux, cet objet se fixa sur elle, je vis ma Julie en madame d'Houdetot, et bientôt je ne vis plus que madame d'Houdetot elle-même, mais revêtue de toutes les perfections dont je venais d'orner l'idole factice de mon cœur. Pour m'achever, elle me parla de Saint-Lambert en amante passionnée. Force contagieuse de l'amour ! en l'écoutant, en me sentant auprès d'elle, j'étais saisi d'un frémissement nouveau, mais délicieux, que je n'avais éprouvé jamais auprès de personne. Elle parlait, et je me sentais ému ; je croyais ne faire que

m'intéresser à ses sentimens, quand
j'en prenais de semblables. J'avalais à
longs traits la coupe empoisonnée, sans
en sentir encore que la douceur. Enfin,
sans que je m'en aperçusse et sans
qu'elle s'en aperçût, elle m'inspira
pour elle-même tout ce qu'elle expri-
mait pour son amant. Hélas! ce fut bien
tard, ce fut bien cruellement brûler
d'une passion non moins vive que mal-
heureuse pour une femme dont le cœur
était plein d'un autre amour.

» Malgré les mouvemens extraordi-
naires que j'avais éprouvés auprès d'elle,
je ne m'aperçus pas d'abord de ce qui
m'était arrivé : ce ne fut qu'après son
départ que, voulant penser à Julie, je
fus frappé de ne pouvoir plus penser
qu'à madame d'Houdetot. Alors mes
yeux se dessillèrent; je sentis mon malheur, j'en gémis ; mais je n'en prévis pas
les suites. »

Madame d'Houdetot vint s'établir à *Eaubonne* (au milieu de la vallée de Montmorency) pendant l'absence de son mari et de son amant, tous deux occupés à l'armée; et bien qu'il y ait une grande lieue d'Eaubonne à l'*Ermitage*, Rousseau, malade et souffrant, ne manquait guère de se rendre chaque jour auprès de sa singulière maîtresse.

« Je passais, dit-il, par les coteaux d'Andilly qui sont charmans. Je rêvais, en marchant, à celle que j'allais voir, à l'accueil caressant qu'elle me ferait, au baiser qui m'attendait à mon arrivée. Ce seul baiser, ce baiser funeste, avant même de le recevoir, m'embrasait le sang à tel point, que ma tête se troublait; un éblouissement m'aveuglait, mes genoux tremblans ne pouvaient me soutenir; j'étais forcé de m'arrêter, j'étais prêt à m'évanouir. Instruit du danger, je tâchais, en par-

tant, de me distraire et de penser à
autre chose. Je n'avais pas fait vingt
pas que les mêmes souvenirs et tous les
accidens qui en étaient la suite reve-
naient m'assaillir, sans qu'il me fût pos-
sible de m'en délivrer ; et, de quelque
façon que je m'y sois pu prendre,
je ne crois pas qu'il me soit jamais
arrivé de faire seul ce trajet impunément.
J'arrivais à Eaubonne, faible, épuisé,
rendu, me soutenant à peine. A l'instant que je la voyais tout était réparé.

« Il y avait sur ma route, à la vue
d'Eaubonne, une terrasse agréable,
appelée le mont Olympe, où nous nous
rendions quelquefois, chacun de notre
côté. J'arrivais le premier, j'étais fait
pour l'attendre ; mais que cette attente
me coûtait cher ! Pour me distraire,
j'essayais d'écrire avec mon crayon des
billets que j'aurais pu tracer du plus
pur de mon sang : je n'en ai jamais pu

6

achever un qui fût lisible. Quand elle
en trouvait quelqu'un dans la niche dont
nous étions convenus, elle n'y pouvait
voir autre chose que l'état vraiment dé-
plorable où j'étais en l'écrivant.

. . . .

» J'ai dit quelque part qu'il ne faut
rien accorder aux sens quand on veut
leur refuser quelque chose. Pour con-
naître combien cette maxime se trouva
faussé avec madame d'Houdetot, et combien elle eut raison de compter sur
elle-même, il faudrait entrer dans le
détail de nos longs et fréquens tête-à-
tête, et les suivre dans toute leur vivacité durant quatre mois que nous
passâmes ensemble à l'Ermitage, dans
une intimité presque sans exemple
entre deux amis de différens sexes, qui
se renferment dans les formes dont
nous ne sortîmes jamais. Ah! si j'avais
tardé si long-temps à sentir le véritable

amour, qu'alors mon cœur et mes sens
lui payèrent bien l'arrérage! et quels
sont donc les transports qu'on doit
éprouver près d'un objet aimé qui
nous aime, si même un amour non
partagé peut en inspirer de pareils?

» Mais j'ai tort de dire un amour non
partagé ; le mien l'était en quelque
sorte ; il était égal des deux côtés, quoiqu'il ne fût pas réciproque. Nous étions
ivres d'amour l'un et l'autre ; elle pour son
amant, moi pour elle ; nos soupirs, nos
délicieuses larmes se confondaient. Ten-
dres confidens l'un de l'autre, nos sentimens avaient tant de rapport, qu'il
était impossible qu'ils ne se mêlassent
pas en quelque chose ; et toutefois au
milieu de cette dangereuse ivresse, jamais elle ne s'est oubliée un moment.
Et moi je proteste, je jure à la face du
ciel, que, si quelquefois égaré par mes
sens j'ai tenté de la rendre infidèle, ja-

mais je ne l'ai véritablement désiré. La
véhémence de ma passion la contenait
par elle-même. Le devoir des priva-
tions avait exalté mon ame. L'éclat de
toutes les vertus ornait à mes yeux l'i-
dole de mon cœur; en souiller la divine
image eût été l'anéantir. J'aurais pu
commettre le crime; il a cent fois été
commis dans mon cœur : mais avilir ma
Sophie! ah! cela se pouvait-il jamais!
non, non, je le lui ai cent fois dit à
elle-même; eussé-je été le maître de
me satisfaire, sa propre volonté l'eût-
elle mise à ma discrétion, hors quelques courts momens de délire, j'aurais
refusé d'être heureux à ce prix. Je l'aimais trop pour vouloir la posséder.

» Dans mes fréquens voyages à Eaubonne il m'est arrivé quelquefois d'y
coucher; un soir, après avoir soupé tête-
à-tête, nous allâmes nous promener au
jardin , par un très-beau clair de lune.

Au fond de ce jardin était un assez grand taillis par où nous fûmes chercher un joli bosquet, orné d'une cascade dont je lui avais donné l'idée, et qu'elle avait fait exécuter. Souvenir immortel d'innocence et de jouissance! Ce fut dans ce bosquet qu'assis avec elle sur un banc de gazon, sous un acacia tout chargé de fleurs, je trouvai, pour rendre les mouvemens de mon cœur, un langage vraiment digne d'eux. Ce fut la première et l'unique fois de ma vie ; mais je fus sublime, si l'on peut nommer ainsi tout ce que l'amour le plus tendre et le plus ardent peut porter d'aimable et de séduisant dans un cœur d'homme. Que d'enivrantes larmes je versai sur ses genoux! que je lui en fis verser malgré elle! Enfin, dans un transport involontaire elle s'écria : Non, jamais homme ne fut si aimable, et jamais amant n'aima comme vous!

***

Mais votre ami Saint-Lambert nous écoute, et mon cœur ne saurait aimer deux fois. Je me tus en soupirant; je l'embrassai;...... quel embrassement! Mais ce fut tout. Il y avait six mois qu'elle vivait seule, c'est-à-dire loin de son amant et de son mari; il y en avait trois que je la voyais presque tous les jours, et toujours l'amour en tiers entre elle et moi. Nous avions soupé tête-à-tête, nous étions seuls, dans un bosquet, au clair de la lune; et, après deux heures de l'entretien le plus vif et le plus tendre, elle sortit, au milieu de la nuit, de ce bosquet, et des bras de son ami, aussi intacte, aussi pure de corps et de cœur qu'elle y était entrée. Lecteur, pesez toutes ces circonstances; je n'ajouterai rien de plus. »

Là, finirent, selon ses expressions, les derniers beaux jours qui lui ont été comptés sur la terre. Madame d'Épi-

nay devint jalouse de cette prédilec-
tion passionnée pour madame d'Houdetot; leur amitié s'en refroidit; des
étrangers (entre autres le baron de
Grimm) se mêlèrent entre eux, causè-
rent à madame d'Houdetot des contra-
riétés que Jean-Jacques prit trop à
cœur peut-être, et de-là des tracasseries
sans nombre. Un an s'était à peine écoulé
qu'il lui fallut sortir de sa retraite. Il
avait écrit à madame d'Épinay le 23 no-
vembre 1757 :

« Si l'on mourait de douleur, je ne
» serais pas en vie. Mais enfin j'ai pris
» mon parti. L'amitié est éteinte entre
» nous, Madame; mais celle qui n'est
» plus garde encore des droits que je
» sais respecter. Je n'ai point oublié
» vos bontés pour moi, et vous de-
» vez compter de ma part sur toute
» la reconnaissance qu'on peut avoir
» pour quelqu'un qu'on ne doit plus

» aimer. Toute autre explication serait
» inutile : j'ai pour moi ma conscience et
» vous renvoie à la vôtre.

  » J'ai voulu quitter l'Ermitage, et
» je le devais. Mais on prétend qu'il
» faut que j'y reste jusqu'au printemps ;
» et, puisque mes amis le veulent, j'y
» resterai jusqu'au printemps, si vous
» y consentez. »

Madame d'Épinay répondit, de Genève, où elle se trouvait alors :

  « Après vous avoir donné, pendant
» plusieurs années, toutes les marques
» possibles d'amitié et d'intérêt, il ne
» me reste qu'à vous plaindre. Vous
» êtes bien malheureux. Je désire que
» votre conscience soit aussi tranquille
» que la mienne. Cela pourrait être
» nécessaire au repos de votre vie.

  » Puisque vous vouliez quitter l'Er-
» mitage et que vous le deviez, je suis

» étonné que vos amis vous aient re-
» tenu. Pour moi, je ne consulte point
» les miens sur mes devoirs, et je n'ai
» plus rien à vous dire sur les vôtres. »

» Un congé si imprévu, mais si net-
tement prononcé, dit l'auteur des *Confessions*, ne me laissa pas un instant à
balancer. Il fallait sortir sur-le-champ,
quelque temps qu'il fît, en quelque
état que je fusse, dussé-je coucher dans
les bois et sur la neige, dont la terre
était alors couverte, et quoi que pût
dire et faire madame d'Houdetot ; car
je voulais bien lui complaire en tout,
mais non pas jusqu'à l'infamie.

« Je me trouvai dans le plus terrible
embarras où j'aie été de mes jours ; mais
ma résolution était prise. Je jurai, quoi
qu'il en arrivât, de ne pas coucher le
huitième jour à l'Ermitage. Je me mis
en devoir de sortir mes effets, déter-
miné à les laisser en plein champ plu-

tôt que de ne pas rendre les clefs dans la huitaine. J'étais d'un courage que je ne m'étais jamais senti; toutes mes forces étaient revenues. L'honneur et l'indignation m'en rendirent, sur lesquelles madame d'Épinay n'avait pas compté. La fortune aida mon audace. M. Mathas, procureur-fiscal de M. le prince de Condé, entendit parler de mon embarras. Il me fit offrir une petite maison qu'il avait à son jardin de Mont-Louis, à Montmorency. J'acceptai avec empressement et reconnaissance. Le marché fut bientôt fait; je fis en hâte acheter quelques meubles pour nous coucher Thérèse et moi. Je fis charier mes effets à grande peine et à grands frais. Malgré la glace et la neige, mon déménagement fut fait dans deux jours; et le 15 décembre je rendis les clefs de l'Ermitage.

« Le surlendemain de mon arrivée à

Mont-Louis, j'écrivis à madame d'Épinay la lettre suivante :

« Rien n'est si simple et si nécessaire,
» Madame, que de déloger de votre
» maison, quand vous n'approuvez pas
» que j'y reste. Sur votre refus de con-
» sentir que je passasse à l'Ermitage
» le reste de l'hiver, je l'ai donc quitté
» le 15 décembre. Ma destinée était d'y
» entrer malgré moi et d'en sortir de
» même. Je vous remercie du séjour
» que vous m'avez engagé d'y faire, et
» je vous en remercierais davantage si
» je l'avais payé moins cher. Au reste,
» vous avez raison de me trouver mal-
» heureux; personne au monde ne sait
» mieux que vous combien je dois l'ê-
» tre. Si c'est un malheur de se trom-
» per sur le choix de ses amis, c'en est
» un autre non moins cruel de revenir
» d'une erreur si douce. »

La maison que Rousseau occupa dans le

village de Montmorency, est située à l'est
de ce village, et appartient maintenant à
M. Bidault, un peintre de paysages assez
distingué. Rousseau y planta de ses mains
quatre tilleuls qu'on voit encore ; il en-
toura la terrasse de lilas, de seringat
et de chèvrefeuille. Il y fit placer des
bancs de pierre. Sur l'un d'eux une
muse, plus enthousiaste qu'elle n'est habile, a gravé les quatre lignes suivantes :

C'est ici qu'un grand homme a passé ses beaux jours ;
Vingt chefs-d'œuvre divers en ont marqué le cours.
C'est ici que sont nés et Saint-Preux et Julie ;
Cette simple pierre fut l'autel du génie.

A l'extrémité du jardin s'élève encore le vieux donjon où il écrivit la
lettre à d'Alembert *sur les Spectacles*.
Pendant un hiver assez rude, au mois de
février, et dans un état de malaise presque continuel, il allait tous les jours
passer deux heures le matin, et autant
l'après dîner, dans ce réduit qui, termi-
nant l'allée en terrasse, et dominant la

vallée et l'étang de Montmorency, lui
offrait, pour terme de point de vue, le
simple et respectable château de St.-Gra-
tien. Ce fut dans ce lieu, pour lors glacé,
que sans abri contre le vent et la neige,
et sans autre feu que celui de son cœur,
il composa cet ouvrage, dans l'espace de
trois semaines. « C'est le premier de mes
écrits, dit-il, où j'aie trouvé des charmes
dans le travail ; car la Julie n'était pas à
moitié faite. Jusqu'alors l'indignation de
la vertu m'avait tenu lieu d'Apollon : la
tendresse et la douceur d'ame m'en tin-
rent lieu cette fois. Les injustices dont je
n'avais été que spectateur m'avaient
irrité ; celles dont j'étais devenu l'objet
m'attristèrent, et cette tristesse, sans
fiel, n'était que celle d'un cœur trop
aimant, trop tendre, qui, trompé par
ceux qu'il avait cru de sa trempe, était
forcé de se retirer au-dedans de lui.
Plein de tout ce qui venait de m'arriver,

7

encore ému de tant de violens mouvemens, le mien mêlait le sentiment de
ses peines aux idées que la méditation
de mon sujet m'avait fait naître ; mon
travail se sentit de ce mélange. Sans
m'en apercevoir, j'y décrivis ma situation actuelle ; j'y peignis Grimm, madame d'Épinay, madame d'Houdetot,
Saint-Lambert, moi-même. En l'écrivant, que je versai de délicieuses larmes ! Hélas ! on y sent trop que l'amour,
cet amour fatal dont je m'efforçais de
guérir, n'était pas encore sorti de mon
cœur. A tout cela se mêlait un certain attendrissement sur moi-même,
qui me sentais mourant, et qui croyais
faire au public mes derniers adieux.
Loin de craindre la mort, je la voyais
approcher avec joie ; mais j'avais regret
de quitter mes semblables sans qu'ils
sentissent tout ce que je valais, sans
qu'ils sussent combien j'avais mérité

d'être aimé d'eux, s'ils m'avaient connu davantage. Voilà les secrètes causes du ton singulier qui règne dans cet ouvrage, et qui tranche si prodigieusement avec celui du précédent *. »

Deux ans après cette époque (en 1759), et comme il se préparait à publier le *Contrat Social* et l'*Héloïse*, il fit connaissance avec M. le maréchal de Luxembourg, dont les témoignages d'estime et d'amitié ont peut-être contribué à prolonger son séjour à Montmorency. Après beaucoup de résistance de sa part à cette liaison nouvelle, et avoir payé de la plus froide politesse les marques de bienveillance qui lui étaient prodiguées par la maréchale elle-même, madame de Boufflers, et toute cette société, il ne put se refuser à recevoir M. de Luxembourg, qui se présenta dans son

---

* Le Discours sur l'inégalité.

réduit philosophique, avec cinq ou six grands seigneurs de sa suite.

« Mon plancher pourri tombait en ruines, dit le philosophe; et je craignais que le poids de cette suite ne l'effondrât tout-à-fait. Moins occupé de mon propre danger que de celui que l'affabilité de ce bon seigneur lui faisait courir, je me hâtai de le tirer de-là, pour le mener, malgré le froid qu'il faisait encore, à mon donjon tout ouvert et sans cheminée. Quand il y fut, je lui dis la raison qui m'avait engagé à l'y conduire : il la redit à madame la maréchale, et l'un et l'autre me pressèrent, en attendant qu'on referait mon plancher, d'accepter un logement au château, ou, si je l'aimais mieux, dans un édifice isolé qui était au milieu du parc, et qu'on appelait le petit château. Cette demeure enchantée mérite qu'on en parle.

» Le parc ou jardin de Montmorency n'est pas en plaine comme celui de la Chevrette. Il est inégal, montueux, mêlé de collines et d'enfoncemens, dont l'habile artiste a tiré parti pour varier les bosquets, les ornemens, les eaux, les points de vue, et multiplier, pour ainsi dire, à force d'art et de génie, un espace en lui-même assez resserré. Ce parc est couronné dans le haut par la terrasse et le château; dans le bas il forme une gorge qui s'ouvre et s'élargit vers la vallée, et que remplit une grande pièce d'eau. Entre l'orangerie qui occupe cet élargissement, et cette pièce d'eau entourée de coteaux bien décorés, de bosquets et d'arbres, est le petit château dont j'ai parlé. Cet édifice et le terrain qui l'entoure appartenaient jadis au célèbre Le Brun, qui se plut à le bâtir et décorer avec ce goût exquis d'ornemens et d'architecture

dont ce grand peintre s'était nourri. Ce
château depuis lors a été rebâti, mais
toujours sur le dessin du premier
maître. Il est petit, simple, mais élégant. Comme il est dans un fond, entre le bassin de l'orangerie et la grande
pièce d'eau, par conséquent sujet à
l'humidité, on l'a percé dans son milieu d'un péristyle à jour entre deux
étages de colonnes, par lequel l'air,
jouant dans tout l'édifice, le maintient
sec malgré sa situation. Quand on re-
garde ce bâtiment à la hauteur opposée
qui lui fait perspective, il paraît absolument environné d'eau, et l'on croit
voir une île enchantée, ou la plus jolie des trois isles Borromées, appelée
Isola bella, dans le lac Major.

» Ce fut dans cet édifice solitaire
qu'on me donna le choix des quatre
appartemens complets qu'il contient,
outre le rez-de-chaussée composé d'une

salle de bal, d'une salle de billard et
d'une cuisine. Je pris le plus petit et le
plus simple, au-dessus de la cuisine
que j'eus aussi. Il était d'une propreté
charmante, l'ameublement en était
blanc et bleu. C'est dans cette profonde
et délicieuse solitude, qu'au milieu des
bois et des eaux, aux concerts des
oiseaux de toute espèce, au parfum de
la fleur d'orange, je composai, dans
une continuelle extase, le cinquième
livre de l'Émile, dont je dus en grande
partie le coloris assez frais à l'impression du local où je l'écrivais.

» Avec quel empressement je courais
tous les matins, au lever du soleil, res-
pirer un air embaumé sur le péristyle !
Quel bon café au lait j'y prenais, tête-
à-tête avec ma Thérèse ! Ma chatte et
mon chien nous faisaient compagnie.
Ce seul cortège m'eût suffi pour toute
ma vie, sans éprouver jamais un mo-

ment d'ennui. J'étais là dans le Paradis terrestre ; j'y vivais avec autant d'innocence, et j'y goûtais le même bonheur. »

Rien n'existe plus de cette retraite : la bande noire a dispersé jusqu'aux pierres du château, la charrue a passé sur tout ce terrain, renversé tous ces bosquets, et ce n'est pas sans une impression de mélancolie que nous nous flattons de faire partager à presque tous nos lecteurs que nous avons un moment rendu l'existence à ce beau lieu, sous la plume éloquente de Jean-Jacques.

Enfin il lui fallut quitter Montmorency ; et ce fut le 15 juin 1762. L'*Émile* venait d'être imprimé en Hollande ; l'auteur de ce livre fut décrété de prise de corps par ce même parlement de Paris qui allait prononcer la dissolution de la société des Jésuites ! Rousseau pouvait se défendre; établir, pour

faire révoquer la décision qui le con-
damnait, que son livre n'avait point
circulé en France de son aveu. Il pouvait s'appuyer du crédit de ses protec-
teurs, M. le maréchal de Luxembourg,
M. le prince de Conti et M. de Males-
herbes surtout, dont le père était chan-
celier, et qui, chargé lui-même de la
librairie, avait pris connaissance des
épreuves de l'*Émile*, et fait faire à
l'insu de l'auteur, mais à son profit,
une édition corrigée de ses deux derniers ouvrages. Mais, soit que Jean-
Jacques crût sa générosité intéressée à
ne point compromettre ses amis, soit
que les courtisans eussent peur de la
responsabilité dont ils allaient être
chargés, ils décidèrent le pauvre philosophe à la fuite. On le fit partir pré-
cipitamment. Les personnes compromi-
ses par leur correspondance s'emparè-

rent de cette correspondance, et on la détruisit.

« Il avait été décidé que je prendrais la poste, dit l'exilé. Je n'avais point de chaise : M. le maréchal me fit présent d'un cabriolet, et me prêta des chevaux et un postillon jusqu'à la première poste, où, par les mesures qu'il avait prises, on ne fit aucune difficulté de me fournir des chevaux.

. . . .

» Il voulut absolument m'accompagner jusqu'à ma chaise, qui m'attendait à l'abreuvoir. Nous traversâmes tout le jardin sans dire un seul mot. J'avais une clef du parc dont je me servis pour ouvrir la porte ; après quoi, au lieu de remettre la clef dans ma poche, je la lui rendis sans mot dire. Il la prit avec une vivacité surprenante, à laquelle je n'ai pu m'empêcher de penser souvent depuis ce temps-là. Je n'ai guère eu dans ma vie d'instant plus amer que celui de cette séparation. L'embrassement fut long et muet : nous sentîmes l'un et l'autre que c'était un dernier adieu.

» Entre la Barre et Montmorency, je rencontrai, dans un carrosse de remise, quatre hommes en noir, qui me saluèrent en souriant. Sur ce que Thérèse m'a rapporté, dans la suite, de la figure des huissiers, de l'heure de leur arrivée, et de la façon dont ils se comportèrent, je n'ai point douté que ce ne fussent eux ; surtout ayant appris dans la suite qu'au lieu d'être décrété à sept heures, comme on me l'avait annoncé, je ne l'avais été qu'à midi. »

Maintenant nous allons quitter Rousseau ; il fuit pour jamais cette vallée, et nous allons y revenir sans lui. Arrachons - nous à l'intérêt qu'il inspire. Qu'il trouve sur la route de Lyon, dans la puissance de son génie, dans la force

de ses méditations, l'oubli des persécutions qu'il endure. Il va composer le
Lévite d'Éphraïm au fond de sa chaise,
tandis qu'il sera à la merci des indo-
lens postillons, à qui son air n'impose
guère, et qui se font un jeu de l'inex-
périence ou de la préoccupation de notre pauvre voyageur. Qu'il arrive sans
nous sur le territoire de Berne ; et si,
dans l'erreur de sa joie, dans le plaisir d'échapper à une captivité que lui
préparait la France, qui lui doit des
statues, il s'écrie, en parlant de la
Suisse : « *Ciel protecteur, je touche une
terre de liberté !* » pardonnons-lui cette
erreur, et revenons modestement si-
gnaler quelques travaux utiles, quelques établissemens profitables, récem-
ment créés sur cette terre de Montmorency, qui doit sa célébrité aux
lettres.

D'abord il convient d'examiner les

nombreux changemens qu'a subis l'Ermitage depuis qu'il a cessé d'être habité par l'écrivain que toutes les académies n'appellent pas encore le *Grand Rousseau*.

Madame d'Épinay reprit possession de son petit domaine, et s'y rendait quelquefois escortée d'une troupe joyeuse, pour y passer une journée de distraction. Plus souvent elle y venait seule. C'est là qu'après la mort de son hôte, le cœur plein d'un secret repentir, tantôt écoutant le bruit de ces feuillages, témoins des méditations du génie, et tantôt relisant les écrits de Rousseau, elle composa les vers qu'elle a fait graver sur cette table de marbre, près du buste que vous voyez placé de ses mains dans l'épaisseur du mur qui fait angle avec la terrasse.

O toi dont les brûlans écrits
Furent créés dans cet humble Ermitage,
Rousseau, plus éloquent que sage,
Pourquoi quittas-tu mon pays ?

Toi-même avais choisi ma retraite paisible ;
Je t'offris le bonheur et tu l'as dédaigné :
   Tu fus ingrat , mon cœur en a saigné ;
Mais qu'ai-je à retracer à mon ame sensible ?...
Je te vois , je te lis , et tout est pardonné !

M. de Belzunce , gendre de madame
d'Epinay, lui succéda dans la possession
de cette retraite, et la fit considérable-
ment modifier et agrandir. C'est lui qui
éleva le bâtiment vis-à-vis la grille , et fit
planter cette terrasse que la crédulité des
voyageurs prend pour un embellissement
créé par Rousseau.

Après M. de Belzunce , qui fit partie
de l'émigration de 1791 , l'Ermitage fut
vendu à plusieurs propriétaires incon-
nus, qui le gardèrent tous assez peu de
temps. On n'a retenu parmi ces hôtes
passagers que les noms de MM. Bénard ,
architecte , Chérin , homme de lettres ,
et Regnault de Saint-Jean-d'Angely. On
dit que ce dernier fut contraint de céder
ce temple de la philosophie à Robes-

pierre...., et le monstre y aurait couché
dans la nuit du 6 au 7 thermidor, deux
jours avant la punition de ses crimes !

Enfin l'asile de Rousseau passa en
des mains dignes de le conserver. Grétry, qui s'en fit acquéreur, le troisième
jour complémentaire de l'an 6, a gardé
religieusement tout ce qui restait encore des reliques philosophiques, « s'en
croyant, disait-il, plutôt le sacristain
que le véritable propriétaire. »

Grétry est mort dans ce même lieu,
le 24 septembre 1813. Nous n'entre-
rons dans aucun détail à son sujet. On
sait que l'auteur d'*Azor* et de *Sylvain*
fut homme de beaucoup d'esprit, et
qu'il laisse la première réputation mu-
sicale parmi les compositeurs *français*.
Il fut digne sans doute des récompenses
qu'il a reçues; mais un homme qui de
son vivant vit les rues de plusieurs
villes prendre son nom, et ses statues

s'élever au théâtre, semble n'avoir rien
à demander à la postérité. Quand on a
épuisé dans l'admiration de ses contem-
porains tous les hommages dont ils ont
été si avares pour Rousseau, que reste-
t-il à dire à l'histoire, si ces deux noms
se trouvent ainsi rapprochés ?

Aujourd'hui l'Ermitage est possédé
par M. Flamand qui a épousé l'une des
nièces de Grétry. Les voyageurs, dans
cette vallée, ne sauraient trop se louer
des manières convenables et désintéres-
sées dont on leur fait les honneurs du
modeste réduit. M. Flamand, qui a publié de curieux détails sur la mort de
Grétry, et sur les événemens qui se sont
passés dans cette maison depuis qu'elle
existe, a été moins bien servi peut-être
par l'excès de son zèle dans une autre
occasion. Mettre la prose de Rousseau
dans des vers qui ne remplissent pas toutes les conditions des règles élémentai-

res de la versification, et accoler les dépouilles de Grétry à la mémoire de Jean-Jacques, malgré la volonté expresse de l'un de ces deux mòrts, est-ce une chose de bon goût et une action bien calculée? Grétry avait très-bien senti que sa réputation ne pouvait être entée dans le même lieu sur celle de Rousseau, et si je ne me trompe, c'est dans l'ouvrage même de M. Flamand que se trouvent ces paroles de Grétry : *Je ne veux pas que mon corps repose à l'Ermitage....; on pourrait profaner mon tombeau....; je veux être enterré au cimetière du Père Lachaise.*

Or la profanation est accomplie. La plus noble partie de ce corps, le cœur, habite la maison de Rousseau; on a élevé ainsi autel contre autel. Qu'il nous soit permis de gémir sur une maladresse dont la cause appartient à un bon sentiment. Est-ce l'auteur de *Lucile* et d'*Anacréon* qu'on a voulu rapprocher de l'auteur du *Devin du Village ?* Il y a peu de générosité à cette comparaison. Si c'est l'auteur de la *Vérité* et des *Essais sur la musique* qu'on veut associer à l'auteur d'*Émile* et de *Julie*, il y a moins d'esprit dans cette tentative que n'en montre ordinairement M. Flamand.

Nous avons vu dans la dernière lettre de Jean-Jacques à madame d'Épinay, qu'il n'avait laissé aucun de ses effets à l'*Ermitage*, et cependant on en montre un assez grand nombre. On ne les donne pas, il est vrai, comme lui ayant *appartenu*, mais seulement consacrés par l'*usage* qu'il en a pu faire pendant qu'ils étaient à madame d'Épinay. On se flatte de posséder quatre cloches du verre le plus fragile, qui lui auraient servi à couvrir des lumières quand il écrivait le soir dans le jardin ;

on montre un laurier qu'il aurait planté lui-même , et jusqu'au fameux rosier à l'occasion duquel son ami Deleyre traduisit de l'italien ces paroles si connues par un air délicieux : *Je l'ai planté , je l'ai vu naître..*

Gardons-nous d'affaiblir la foi ; on est heureux de croire ; et Rousseau l'a dit lui-même : « Il n'y a de beau que ce » qui n'est pas ; le pays des chimères » est le seul digne d'être habité ! »

Un des objets les plus touchans peut-être qui se rapportent à la mémoire de Jean-Jacques , est cette pierre triangulaire que vous verrez au pied de son laurier. Elle appartenait à un monument rustique que les habitans de Montmorency avaient élevé à leur hôte dans un lieu de la forêt où il aimait à se reposer , sous une châtaigneraie aujourd'hui détruite. Quelle main a dispersé cette modeste pyramide ? Est-ce

celle du vandalisme révolutionnaire ou
de la haine aristocratique? Rousseau
avait mérité d'être en horreur à ces
deux monstres. Puisse la destinée cependant avoir pitié du coupable ; car il
était écrit sur une de ces pierres : « Béni
» soit celui qui respectera ce monu-
» ment. »

Maintenant , Madame , vous que j'ai
peut-être un peu négligée au milieu de
l'importance sérieuse de ces différens
objets, retournons au bord de l'étang
de Saint-Gratien, que nous n'avons fait
qu'apercevoir en passant. J'y vais re-
commander à votre intérêt , à votre reconnaissance peut-être , tout ce qu'un
zèle éclairé entreprend dans cette contrée au profit de la science et de l'hu-
manité.

Il n'y a pas long-temps , il n'y a pas
deux ans que vers la partie sud-ouest de
cet étang s'étendait un vrai désert , et

que le silence le plus profond n'y était
guère interrompu que par le concert
des cauards sauvages. Qui donc a jeté
tout-à-coup le mouvement, la vie, les
délices de la civilisation sur ce rivage ?
Qui donc a, comme par enchantement,
élevé d'élégans édifices sur une plage
abandonnée, à qui l'on vient de redon-
ner le nom d'*Enghien ?* un philan-
trope, administrateur estimé des hos-
pices de Paris, M. Pelligot, et deux
officiers à la demi-solde, MM. les co-
lonels Brault et Trobrillant.

Une source d'eau sulfureuse, ancien-
nement découverte et analysée par
Fourcroy, a servi de cause ou de pré-
texte à ces riches établissemens. M. Pelligot a d'abord pensé à l'utile ; ses con-
currens ont voulu y joindre l'agréable.
Les eaux minérales, comme on le dit
très-bien dans l'un des prospectus dis-
tribués à Enghien, sont devenues un

des remèdes les plus utiles et les plus
généralement employés ; elles doivent
ce succès aux observations qui ont été
recueillies de toutes parts sur leurs propriétés médicinales , et aux lumières
que la chimie moderne a répandues sur
leur composition intime. Mais l'éloignement de la plupart des sources , les
voyages qu'il faut entreprendre pour y
parvenir , sont des obstacles que peu
de personnes peuvent surmonter : c'est
une des causes qui ont fait naître l'i-
dée d'imiter les procédés de la nature
dans la formation de ces eaux ; toutefois , quelle que soit la formation à laquelle on est parvenu dans ces opéra-
tions délicates, les eaux naturelles l'em-
porteront toujours sur celles que l'art a
su produire. C'est d'après cette convic-
tion que les propriétaires des sources
d'Enghien se sont décidés à remplir le
vœu que l'illustre Fourcroy avait ex-

primé dans l'ouvrage qu'il a publié en 1788 sur ces eaux.

« La source d'eau minérale sulfu-
» reuse d'Enghien , dit Fourcroy , offre
» à l'art de guérir une ressource de
» plus dans un grand nombre de mala-
» dies : mais pour en retirer tous les
» avantages qu'elle est susceptible de
» produire , nous pensons qu'il serait
» nécessaire d'y construire un bâtiment
» destiné à recevoir ceux qui iraient
» prendre les eaux à la source , et dans
» lequel on pût leur administrer les
» bains et les douches. Nous avons vu
» que cette eau s'échauffe très-pompte-
» ment , *qu'elle conserve ses propriétés*
» *à un degré de chaleur bien supérieur*
» *à celui qui est nécessaire pour l'un et*
» *pour l'autre* , puisque la température
» la plus ordinaire des bains est du
» vingt-huitième au trente-deuxième
» degré du thermomètre de Réaumur.

» Ce n'est que dans un petit nombre de
» circonstances , comme dans quelques
» paralysies , qu'elle peut être portée
» au-delà : ce terme suffit également
» pour la douche ; *il est même des cas*
» *dans lesquels nous croyons que la*
» *douche d'eau froide , et telle qu'elle*
» *sort de la source , serait plus utile.* Il
» serait donc facile , dans un bâtiment
» commode et par les moyens conve-
» nables , d'établir à la source d'Enghien
» des bains , des douches et même une
» étuve. »

Cet établissement , que Fourcroy dé-
sirait , vient d'être élevé dans l'une des
plus belles situations de la vallée de
Montmorency. Quatre sources sont
maintenant découvertes ; deux sont ex-
ploitées dans les bains Pelligot avec
tous les avantages d'un plus ancien établissement , et deux autres sont desti-

nées à prospérer par les soins du colonel Trobrillant.

Je voudrais vous dire , Madame , à
quelles affections particulières , à quelles
souffrances du corps ces eaux d'Enghien
sont spécialement utiles ; mais je crains
ou d'être malhonnête en appelant par
leurs noms les infirmités de notre triste
nature , ou peu intelligible en me réfu-
giant dans les nomenclatures de la
science. Ces eaux souveraines guérissent,
par exemple , les affections *lichénoïdes*,
les rhumatismes articulaires , les ca-
tarrhes vésiculeux , l'*hémiplégie* , toutes les *leucorrhées* , et je ne sais combien de douleurs secrètes et de petits
bobos féminins singulièrement étrangers
à un autre sexe.

Vous pouvez demander la traduction
de tout ce grec à votre jeune médecin ,
ou au docteur Alibert, chargé de l'ins-

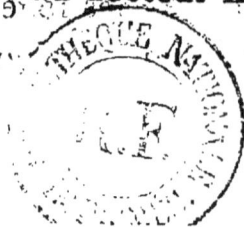

9

pection de ces eaux : il a trop d'esprit pour ne pas vous le faire comprendre , et trop de gravité , puisée dans son art , pour sourire pendant l'explica-tion.

L'établissement de M. Pelligot dont la source principale est dédiée au Roi, un des illustres cliens de cette eau bien-faisante, se compose de deux branches d'utilité : les eaux ordonnées comme boisson, et les bains, les fumigations et les douches. Chaque bain coûte trois francs soixante - dix centimes. N'en goûtez pas, si votre santé n'a rien à y gagner; elle est trop bonne pour n'être pas mauvaise , et ses propriétés sulfu-reuses ont avec l'odeur d'un œuf pourri, je ne sais quelle analogie des plus ré-poussantes. Du reste , toutes ces bai-gnoires de zinc sont d'une propreté ad-mirable. Le linge , le service , les loge-mens sont tout ce qu'on peut désirer

de mieux ; les prix sont raisonnables ,
les attentions prodiguées , les amuse-
mens (chose utile à l'effet des eaux
thermales) sont à la disposition des
buveurs , et si tous les convalescens ne
pouvaient avoir place dans les appartemens qui tiennent à cette vaste maison,
les quatre pavillons , bâtis en face par
le colonel Brault , dans un excellent
goût d'architecture, s'ouvriraient pour
les recevoir.

Madame , hâtez-vous de jeter un dernier coup-d'œil sur ces deux édifices :
parcourez du haut en bas l'élégant hôtel des quatre pavillons ; voyez ces dé-
pendances et ce joli jardin des bains
Pelligot , et allons rendre notre visite au
brave colonel Trobrillant.

En suivant la chaussée de l'étang,
qui mène à Saint-Gratien, voyez s'ouvrir, en pente sur votre gauche, ce
petit enclos , moitié jardin et moitié

prairie : c'est là qu'il faut descendre
pour approcher de la *nouvelle eau minérale sulfureuse d'Enghien*. Au milieu d'un bassin d'eau douce, échappée
de l'étang, distinguez ce pilastre sur-
monté d'une urne, et recouvert par
un léger dôme que supportent des colonnes rustiques. C'est là que s'épanche
la naïade : ses trésors amers sont enfer-
més dans une espèce de cippe, en pierre
de liais, placé au centre même d'une
onde insipide. C'est la fable réalisée
d'Aréthuse et d'Alphée. C'est l'image
de la pudeur devant les flots d'un
monde vulgaire, c'est le symbole des
opinions généreuses à travers les fluc-
tuations d'une majorité sans vertu.

Cette nouvelle source, qu'on appelle
Fontaine de la Pécherie, paraît traverser l'étang sous terre. Le terrain qui
l'avoisine est argilo-siliceux et mélangé
d'une grande quantité de terre végé-

tale. L'eau est absolument incolore, elle a une limpidité parfaite en sortant de la terre. Son odeur et sa saveur sont celles de l'hydrogène sulfuré. Sa pesanteur est à celle de l'eau distillée comme 927 sont à 1000. Sa température est à 10 degrés par un temps nébuleux, et sous la température atmosphérique de 14 degrés du thermomètre de Réaumur. Elle est légèrement onctueuse, mais plus particulièrement quelques heures après avoir été puisée ; fortement agitée à l'air, elle perd une portion d'hydrogène sulfuré ; et si cette agitation est long-temps prolongée, elle le perd entièrement, et il se forme un léger dépôt de soufre.

On n'aperçoit ni dans le bassin où elle coule, ni sur le terrain à la surface duquel elle s'infiltre, aucunes efflorescences salines. Cependant on y remarque des teintes noirâtres qui ont tous les caractères extérieurs des sulfures de plomb ou d'argent.

Le docteur Rivet, dans un rapport à la Société de médecine pratique de Paris, assure qu'une livre de cette eau contient deux pouces cubes de gaz hydrogène sulfuré de plus que n'en contient l'ancienne source; ce qui lui donnerait une supériorité évidente sur cette dernière, et pourrait lui assurer la préférence dans la pratique médicale.

Il est également démontré, dit-il, que, contenant moins de sulfate et de carbonate de chaux que l'ancienne source, elle doit, par cette raison, moins fatiguer les estomacs faibles et délicats des personnes auxquelles on l'administrera en boisson.

Quoi qu'il en soit, Madame, de cette supériorité qui n'a pas besoin d'être rigoureusement attestée pour mettre l'établissement du colonel dans une honorable émulation avec celui de son prédécesseur (émulation qui les fera prospérer l'un et l'autre), le nouveau venu ne néglige aucun moyen de s'attirer la faveur publique. Voilà un jeune officier du 7ᵉ de hussards, un brillant aide-de-camp du prince d'Ecmühl transformé en spéculateur, en citoyen pacifiquement utile, et telle est la vocation de nos militaires, que, dès que la gloire des combats leur échappe, ils cherchent bien vite à en acquérir une autre.

Le premier ministre de ce petit empire, est un soldat qui a partagé les périls et les lauriers de son colonel. Il vous montrera, Madame, avec affabilité tous les détails de cette maison. Il vous précède, tenant à la main la bavette de couleur amaranthe, pareille à son pantalon d'uniforme. Son front, déjà chauve, s'incline avec respect devant vous. Il manque peut-être encore à ces bains les camaristes empressées, qui serviront les dames au commencement de la saison prochaine ; mais je suis sûr que, si vous le vouliez, déjà ce brave vous tiendrait lieu de baigneuse et de médecin.

En remontant sur la chaussée de l'étang, vous remarquerez ce bâtiment qui sert de logement au colonel, et qu'il fait déjà agrandir pour un hôtel garni et un restaurant ; puis ce joli petit édifice circulaire qui s'élève là-bas au milieu des eaux : c'est un café qu'il vient de faire décorer. On vous y mènera en bateau, après avoir, si vous voulez, prolongé votre promenade jusqu'à l'horizon, véritable lac qui n'a pas moins de trois cents arpens d'eau.

J'ai dit un bateau ? pourquoi ces dénominations modestes et ces manières de voguer qui n'appartiennent qu'aux marins d'eau douce? Voulez-vous monter un bâtiment de guerre, voyez cette *Goëlette* venue de Cherbourg : elle livre déjà aux vents ses flammes rouges, et n'attend qu'un voyageur et le nom d'une dame qui daignera lui servir de marraine. Le galant colonel lui donnera le vôtre, si vous y consentez.

Mais la nuit tombe, Madame ; vos yeux cherchent déjà l'horizon de Paris, je crois entendre un soupir qui vous y rappelle, je ne demande que la faveur de baiser vos blanches mains , si je n'ai rien omis d'essentiel dans tout ce qui pouvait intéresser une voyageuse à la vallée de Montmorency.

Plait-il ?.... Vous auriez encore une question à me faire? vous voulez savoir le nom de votre guide ?... Eh! Madame, permettez-moi de tromper une curiosité inutile. Que vous importe, si j'ai

pu vous rendre quelques bons offices,
que j'aie place à l'Académie ou que je
ne sois qu'un méchant écrivain sans
titres? Ai-je entrepris une tâche au-dessus de mes forces ? M. Flamand a bien
chanté Rousseau et Grétry. Si j'avais
employé une plume, déjà occupée à de
plus graves sujets, aux minutieux détails de ce petit voyage que j'écrirai,
tout à l'heure, sur un coin de table, à
notre auberge de Montmorency, Gérard
en a bien peint l'enseigne.

P. S. Pendant que nous imprimions
ce futile ouvrage, M. Flamand et la
ville de Liége se disputaient le cœur de
Grétry. La ville de Liége fondait ses ré-
clamations, déjà une fois repoussées par
un jugement, sur les dispositions équi-
voques du testateur, et sur une espèce

d'engagement pris envers elle par l'un des héritiers. Qu'importe à l'avenir l'issue de ce procès? C'est un étrange sujet à débattre devant des juges ordinaires; c'est un singulier profit pour le vainqueur de la discussion que le viscère d'un illustre mort. Ceci tient à de pures idées de matérialisme, et ne peut intéresser les véritables dépositaires de l'héritage de Grétry. Cet héritage est celui de sa gloire. Grétry appartient à la France. Paris est la ville natale de son talent. Il n'y a point de combinaison politique qui sépare une renommée d'un peuple, comme on retranche une ville de son ancien empire; et l'auteur de *Richard* est à nous, en quelque lieu que soient enterrées les portions de son corps.

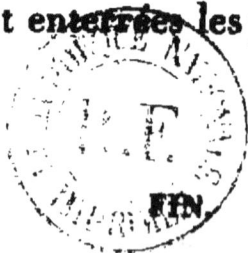

FIN.

ROUTE DE PARIS A MONTMORENCY

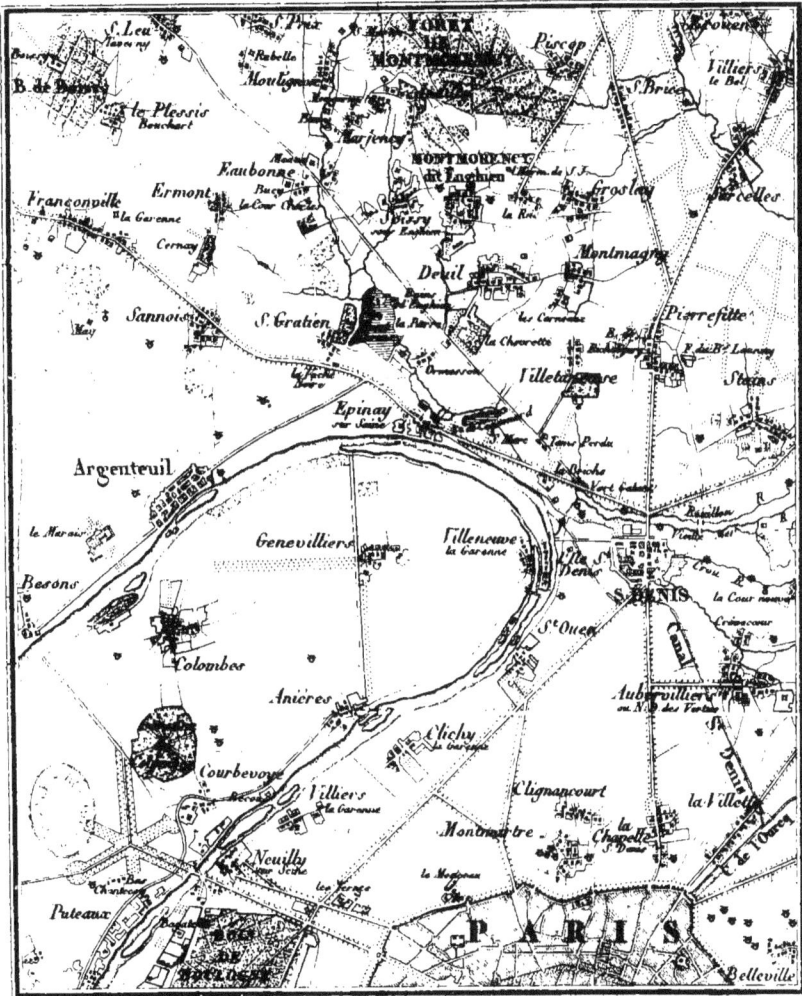

Dessiné et Gravé par Ambroise Tardieu, Rue du Battoir, N.º 12

www.ingramcontent.com/pod-product-compliance
Lightning Source LLC
Chambersburg PA
CBHW071457200326
41519CB00019B/5771